AF360284

DE

L'ASSAINISSEMENT

DES

FOSSES D'AISANCES,

DES LATRINES ET URINOIRS PUBLICS,

Et des moyens de supprimer les Voiries en général, et
notamment celle de Montfaucon;

Par Couverchel,

De l'Académie de Médecine et de la Société de Pharmacie, Administrateur du
Bureau de Bienfaisance du 5e arrondissement, et Membre du
Comité local de surveillance de l'Instruction primaire.

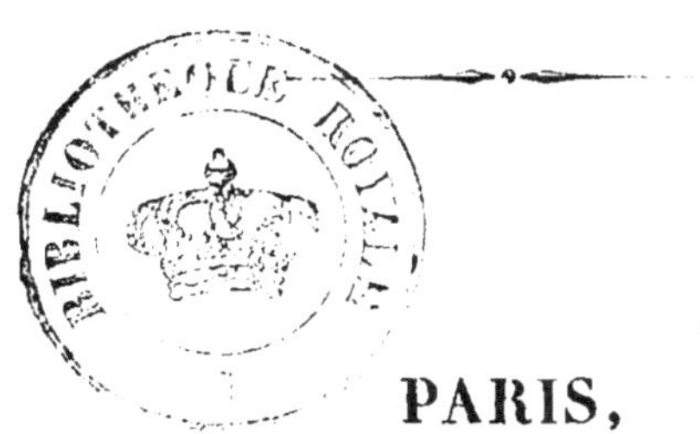

BIBLIOTHÈQUE ROYALE

PARIS,

IMPRIMERIE D'ADOLPHE ÉVERAT ET COMPAGNIE,
Rue du Cadran, 16.

1837.

DE L'ASSAINISSEMENT

DES FOSSES D'AISANCES,

DES LATRINES ET URINOIRS PUBLICS,

Et des moyens de supprimer les Voiries en général, et
notamment celle de Montfaucon.

De toutes les causes d'insalubrité qui exercent leur funeste influence dans les grandes villes, il n'en est pas
dont l'action soit plus directe et plus constante que les
émanations des latrines, des fosses d'aisances et des voiries ;
si les miasmes qui s'exhalent de ces dépôts n'ont pas toujours une action délétère immédiate sur l'économie, on ne
saurait nier que leur présence dans l'air n'altère sensiblement sa pureté et ne le rende par cela même moins propre
à la respiration. Lorsqu'ils prédominent dans sa composi-
tion, comme il arrive souvent lors de l'ouverture des fosses
ou le curage des égouts, il peut en résulter les plus graves
accidents ; dans ces circonstances, en effet, la respiration
étant suspendue plus ou moins complétement, la syncope et
l'asphyxie deviennent imminentes. On a vu même des chirur-
giens d'armées pris de dyssenteries mortelles en remplissant
leur dangereux ministère sur des champs de bataille où
gisaient un grand nombre d'hommes et de chevaux en pu-

tréfaction ; la pourriture d'hôpital elle-même n'a souvent pas d'autres causes. « S'il est vrai, dirons-nous avec M. Jolly, rapporteur de la commission du choléra pour le 6e arrondissement, que l'on vit par nécessité d'abord, puis par habitude, dans une atmosphère en putréfaction, l'influence d'une telle cause n'en est pas moins constante ; et, quand elle se surajoute à une épidémie quelconque, elle n'en devient que plus redoutable et plus meurtrière ; c'est toujours un ennemi qui cache sa puissance et qui en attend un autre pour la faire éclater avec plus de violence. » Lorsque, en effet, des émanations de cette nature coïncident avec une grande sécheresse, il peut en résulter, comme on l'a récemment observé à la prison de Clairvaux, des maladies qui offrent des caractères épidémiques (1).

Ces considérations nous semblent de nature à faire accueillir avec faveur les moyens qui tendent à éloigner des habitations une cause si puissante d'insalubrité, et ceux surtout qui ont pour but la suppression de la voirie de Montfaucon. Si la population active et laborieuse des quartiers qui sont plus directement soumis à son influence pernicieuse n'en paraît pas sensiblement affectée, qui oserait prétendre que cette influence ne s'exerce pas sur la classe si nombreuse des indigents, sur celle non moins intéressante qui fréquente les écoles et les asiles ? Quel ami de l'humanité ne se sent attristé en pensant que des établissements destinés à recevoir des malades (2), des vieillards

----

(1) L'épidémie de Clairvaux était de nature scorbutique ; elle a été attribuée par les médecins à la privation d'eau dans les canaux qui entourent cette maison de détention, et par lesquels s'écoulent les matières des lieux d'aisances.

(2) L'hôpital Saint-Louis, la Maison royale de Santé.

infirmes (1), et qui, par cela même, devraient réunir les
conditions hygiéniques les plus favorables, sont cependant
placés pour ainsi dire sur les limites de ce marais fangeux?
Qui sait si leurs malheureux habitants n'ont pas à lutter à
la fois contre l'influence de ses émanations et contre les
maux qui les affligent? Les quartiers du Temple et Saint-
Martin seraient vraisemblablement frappés depuis long-
temps d'une complète insanité, si une main puissante n'a-
vait formé, en creusant le canal, une sorte de cordon
sanitaire qui atténue, mais n'anéantit pas les effets de ce
mistral infect. L'accroissement si prodigieux qu'a pris
depuis quelques années la voirie de Montfaucon ne rend
pas seulement cette barrière insuffisante, il donne lieu de
craindre que les émanations qui s'en échappent ne couvrent
bientôt Paris tout entier.

Ces inconvénients, bien que graves, comme on voit, ne
sont cependant pas les seuls qui résultent de l'accumula-
tion des vidanges dans cette vaste voirie; sans parler de la
dépréciation qu'elle opère sur les terrains et habitations qui
l'avoisinent, l'énorme quantité de matière sur laquelle on
agit (et qu'on n'évalue pas à moins de cent mille mètres
cubes ou un million d'hectolitres); les opérations aux-
quelles on les soumet pour les transformer en engrais ster-
coral ou poudrette; l'obligation où l'on est d'opérer à
l'air libre et sur une grande surface (2); toutes ces circon-

(1) L'hospice des Incurables.

(2) Il est bon de faire remarquer que l'évaporation spontanée s'effectuant sous l'influence des intempéries, il en résulte que pendant les pluies la
quantité de liquide se trouve augmentée, et partant l'opération retardée,
et souvent imparfaite; et si, au contraire, le temps est sec et chaud, la fermentation est plus active, la déperdition de matière et l'émission d'émana-
tion sont plus considérables, ce qui n'est pas moins fâcheux.

stances, disons-nous, donnent nécessairement lieu au développement d'une grande quantité de gaz, qui ne manifestent pas seulement leur présence en affectant très-désagréablement l'odorat, mais provoquent en outre l'altération d'une foule d'objets d'art, et, ce qui est plus fâcheux encore, celle d'un grand nombre de substances alimentaires.

Enfin, pour ne rien omettre et faire connaître l'espèce de servitude imprescriptible cependant qui pèse sur les habitants des quartiers du Temple, St-Martin et St-Denis, nous ferons remarquer que leurs rues sont sillonnées, leurs pavés ébranlés nuit et jour, par plus de cent voitures qui semblent avoir pour mission spéciale d'affecter tous les organes et de contrarier toutes les habitudes (1).

En signalant les nombreux inconvénients qui résultent du voisinage de ce foyer d'infection, nous n'avons pas l'intention de provoquer de nouvelles plaintes contre l'administration ; nous n'avons mission ni de l'attaquer, ni de la défendre ; nous avons d'ailleurs assez étudié la question pour savoir que, dans l'état actuel des choses, il y a de sa part plutôt impuissance que mauvais vouloir ; et ce qui le prouve, c'est qu'une commission, présidée par les préfets de la Seine et de police, a été chargée d'indiquer les

---

(1) On compte à Paris quatorze entrepreneurs travaillant de nuit et desservant les fosses en maçonnerie, et trois entrepreneurs travaillant le jour, et desservant les fosses inodores et portatives. Les premiers occupent 100 ouvriers. et emploient 150 chevaux et 66 voitures de toutes dimensions, et du poids, avec leur chargement, de 16 à 18,000 : ils enlèvent chaque nuit de 42 à 45 toises. Les seconds occupent 50 ouvriers et emploient 18 haquets et 45 chevaux : ils enlèvent 9 toises environ. Le nombre des fosses en maçonnerie est d'un peu plus de 70,000 ; celui des fosses inodores et portatives est évalué à 4,600. Plus de 4,000 maisons n'ont ni fosses en maçonnerie, ni fosses portatives.

moyens de supprimer la voirie de Montfaucon ou de rendre la manutention qui s'y effectue moins insalubre. Cette commission, composée d'hommes que la nature de leurs travaux et leurs fonctions rendaient très-aptes à cet examen, après une investigation scrupuleuse de l'état des choses, a, par l'organe de son rapporteur, démontré de la manière la plus péremptoire que *l'embarras de l'admini-stration provenait surtout du mélange dans les procédés de vidange des matières solides avec les matières liquides, et qu'il fallait avant tout en faire le départ, non-seulement dans Paris, mais dans les fosses d'aisances même, et que, sans cette separation préalable, toute amélioration devenait en quelque sorte impraticable.* Dans le même rapport, M. Parent Duchâtelet, dont les amis des sciences déplorent la perte récente, attribue à trois causes principales l'augmentation prodigieuse des matières; elles consistent, suivant lui, *dans les modifications apportées dans la construction des fosses d'aisances, dans les change-ments qu'ont subis les siéges, et dans l'usage des bains à domicile.*

Ces circonstances ayant, comme on voit, créé les diffi-cultés, nous avons la conviction qu'on ne vaincra celles-ci qu'en modifiant les autres; c'est aussi le but que nous nous sommes proposé. On verra si les moyens que nous allons indiquer sont de nature à l'atteindre.

Quant à la première cause, qui consiste dans *l'obligation imposée aux propriétaires de faire soigneusement join-toyer leurs fosses,* bien que nous regardions comme un grand obstacle aux améliorations dont nous croyons la vidange susceptible le soin qu'on prend d'éviter la déper-dition des matières liquides, nous ne saurions blâmer la mesure prescrite par les réglements de police; car elle n'a pas seulement pour effet de garantir les eaux souterraines de cette cause d'insanité, elle évite en outre les contestations déjà si fréquentes de mitoyenneté, et assure d'une manière certaine la conservation des propriétés. Quant *aux changements opérés dans la disposition des siéges*, rien ne saurait à notre avis les justifier; nous n'hésitons même pas à dire que les simples *commodités* de nos pères étaient préférables à nos *cabinets* dits *inodores*; s'ils offraient des inconvénients, au moins pouvait-on les quitter sans s'occuper d'aucun soin; ils ne nécessitaient pas, comme ces derniers, certaines manutentions très-désagréables; ils réunissaient aussi d'autres conditions fort importantes, celles par exemple de simplicité, d'application dans tous les cas, et de modicité de prix; conditions que sont loin d'offrir nos siéges perfectionnés; les uns, en effet, et c'est le plus grand nombre, exigent l'emploi de l'eau avec plus ou moins de complication dans sa projection; d'autres : l'emploi de soupapes mobiles à bascules qui cessent bientôt de fonctionner par suite du depôt des matières ou de l'oxydation des métaux qui les composent; d'autres enfin, l'établissement de ventilateurs ou de foyers d'appels, qui n'ont pas seulement l'inconvénient d'être très-dispendieux, mais qui exigent en outre certaines conditions dont l'inobservance les fait souvent fonctionner dans un sens contraire à celui qu'on se propose. Tous enfin nécessitent des précautions plus ou moins minutieuses qu'on néglige souvent, et qui font, du système le mieux entendu et de l'appareil le plus parfait, l'instrument de défécation le plus *incommode*. Les latrines, étant d'ailleurs généralement placées, sinon à l'extérieur, du moins autant que possible dans les parties les plus éloignées des habitations, sont par cela même soumises à des influences atmosphériques qui contrarient aussi souvent les meilleures combinaisons : c'est ainsi que, pour les garde-robes à réservoir d'eau, celle-ci se congèle l'hiver, et arrête le mouvement des soupapes. Quant aux cabinets d'aisances à ventilateurs, il arrive souvent que la différence de densité entre l'air ambiant du tuyau et celui qu'il renferme donne lieu à un courant inverse, d'où il résulte que l'air de la fosse se trouve refoulé dans les appartements, et cela d'autant plus facilement que ce système, pour remplir les conditions qu'on en attend, oblige à laisser les couvercles entr'ouverts.

Nous ne dirons rien de la troisième cause signalée par l'auteur du rapport, et qui consiste dans l'usage des bains à domicile ; comme elle n'est pas inhérente à la défécation, et qu'il dépend des propriétaires de l'éviter, soit en faisant exercer une plus grande surveillance par leurs portiers, soit en rendant plus facile le débarras de ces eaux, nous croyons leur sollicitude suffisamment éveillée par le préjudice qui résulte pour eux de la multiplicité des vidanges et des désagréments qu'elles entraînent.

En faisant ressortir les inconvénients qu'offrent les divers systèmes de siéges connus, nous n'avons pas eu l'intention de diminuer le mérite de leurs inventeurs ; nous avons seulement voulu faire remarquer que, bien qu'en général assez ingénieux, *ils ont cependant créé*, comme on l'a vu plus haut, *des difficultés, en augmentant prodigieusement la masse des matières liquides.*

Il est juste maintenant que, par une sorte de réciprocité d'examen, nous livrions notre système à la critique (1),

(1) Sans attacher plus d'importance à ce système qu'il n'en mérite, mais pour éviter de passer pour plagiaire, nous croyons devoir rappeler qu'il nous a été suggéré en visitant, lors du choléra, avec nos collègues de la Commission sanitaire, des pensionnats et des écoles, dans lesquels les lieux d'aisances étaient fort mal tenus.

cette pierre de touche de la pensée ; s'il fait surgir d'utiles observations, nous nous estimerons heureux de l'avoir produit, et nous applaudirons des premiers aux améliorations qu'il aura fait naître. Ce système consiste, qu'on nous passe l'expression (elle est d'ailleurs digne du sujet), dans une sorte d'escamotage des matières fécales, et dans leur désinfection immédiate sans le secours de la volonté, et conséquemment sans nécessiter, soit avant, soit après l'acte, la plus légère précaution.

L'appareil consiste en un siége ordinaire renfermant une cuvette cylindrique en faïence ou en terre cuite, au moins aussi large en bas qu'en haut, et conséquemment à parois fuyantes ; cette disposition a pour objet d'éviter qu'elle ne soit salie par les matières lors de leur chute. Aux trois quarts environ de la hauteur du siége, en avant et en arrière, le tuyau présente deux ouvertures : la première est béante et communique à un tuyau extérieur d'environ quatre à cinq pouces de diamètre : il est destiné à recevoir une grande partie des urines, et à les verser au dehors ; l'autre, communiquant à une sorte de réservoir sec ou trémie, est munie d'une soupape qui laisse échapper au besoin une poudre absorbante et désinfectante. Enfin, en avant du siége existe une marche ou plancher mobile, qui sert par transmission de mouvement à soulever à la fois le couvercle et baisser la soupape. A la surface du siége et autour de la lunette, est une rainure remplie d'un liquide quelconque, de mercure par exemple, et dans lequel plonge une languette circulaire fixée au couvercle ou prise dans son épaisseur.

Il est maintenant facile de comprendre qu'en supposant la personne la moins attentionnée et la plus négligente (et le nombre en est grand dans les habitations communes) placée en avant du siége, cette personne devra nécessaire-

ment et involontairement, en pesant sur le plancher mobile,
mettre l'appareil en mouvement; il est également évident
qu'en même temps qu'elle l'abandonnera il reprendra son
état normal de clôture. Les avantages de cette disposition
sont, comme il est facile de le comprendre, de ne laisser
la lunette ouverte que le temps rigoureusement nécessaire
pour la défécation, de n'offrir aucun obstacle à la chute
des matières, et partant de ne laisser aucune trace de mal-
propreté dans la cuvette; de séparer au moins en grande
partie les matières liquides des solides; de faire arriver
en même temps que ces dernières la poudre désinfectante,
soit directement dans la fosse, soit préalablement dans une
cupule à bascule, comme on le pratique pour l'eau ; de
maintenir le dessus du siége constamment propre, puisqu'il
est impossible de monter dessus, comme quelques person-
nes en ont l'habitude, et enfin d'obtenir une clôture her-
métique et pneumatique à la fois.

Cette disposition réunit, comme on voit, les conditions
les plus favorables, puisqu'elle a pour effet, comme nous
l'avons dit plus haut, d'escamoter et de soustraire à tous
les sens le produit si repoussant de la digestion. Il est su-
perflu de dire que cet appareil n'offrirait nul danger, même
pour les enfants, car il est évident qu'une chute ne pou-
vant s'effectuer sans l'abandon du plancher mobile ou
marche, celle-ci reprendrait aussitôt sa première position,
et entraînerait infailliblement la fermeture du couvercle ;
rien ne s'opposerait d'ailleurs à ce qu'à la distance de quelques pieds une grille fût placée dans l'intérieur du conduit
principal ; elle satisferait à ce qu'exige la prudence dans
les pensions, la sûreté dans les prisons, et permettrait en
outre de retrouver les objets tombés par négligence, ou ceux
qui auraient été jetés par malveillance.

D'autres avantages ressortent encore du système que nous proposons : c'est ainsi qu'il évite l'emploi de l'eau qui peut être mieux utilisée, et qui d'ailleurs, projetée généralement avec trop de libéralité, déplace une quantité proportionnelle des gaz qui remplissent la capacité libre de la fosse et du tuyau, et les répand au-dehors. Les urines reçues et dirigées au moyen du tuyau antérieur, soit dans des fosses mobiles (1), soit dans les égouts, comme cela se pratique en Angleterre et en Hollande pour les matières fécales elles-mêmes, n'iraient plus augmenter inutilement la masse des eaux vannes et en même temps les embarras qu'elles occasionnent. Enfin, et cette dernière considération est très-importante, le mélange des matières et de la poudre absorbante s'effectuant d'après ce procédé successivement et, pour ainsi dire, par portions égales, la fermentation serait empêchée, et conséquemment le développement des gaz azote, ammoniaque et hydro-sulfurique (hydrogène sulfuré) (2), indices certains de déperdition de produit singulièrement diminuée.

Le système que nous proposons, applicable partout, l'est surtout aux latrines publiques, aux établissements qui réunissent un grand nombre d'individus, et, par exemple, aux hôpitaux et hospices aux pensions, aux écoles et aux casernes. On sait qu'en général les lieux d'aisances y sont mal-

(1) Ainsi isolées et pures, les urines pourraient être utilisées dans certains arts (et notamment pour le lavage des laines), ou répandues sur les terres en culture, soit étendues d'eau, soit converties en engrais pulvérulent au moyen de terres absorbantes.

(2) La présence de ce dernier gaz dans les fosses non aérées constitue ce qu'on nomme vulgairement *le plomb*, si fatal aux vidangeurs. Cette dénomination est vraisemblablement due à l'action qu'aurait ce gaz sur l'oxyde de ce métal, et dont il décèle la présence dans la plupart de ses mélanges, et notamment dans la peinture.

tenus, et y deviennent presque toujours une cause d'insalubrité assez puissante. Cet appareil pourrait en outre, en su-
bissant de légères modifications, être également mis à profit
pour l'établissement d'urinoirs, réclamés si vivement dans
l'intérêt de la pudeur et de la salubrité publique. Ceux qui
existent en trop petit nombre remplissent d'ailleurs fort im-
parfaitement leur destination ; formés en effet d'espèces de
baquets pour la plupart découverts, ils affectent si dés-
agréablement la vue et l'odorat, qu'il faudrait être privé de
ces deux organes pour en approcher sans répugnance.
Nous pensons qu'on pourrait éviter à la fois ces deux inconvénients, en leur donnant, par exemple, la forme d'une
colonne entourée, dans une partie de sa hauteur, de sépa-
rations formant stalles ; dans la base serait placé le ré-
cipient ou urinoir, dans le fût, la poudre désinfectante, et
au sommet, un réverbère servant à la fois de luminaire et
d'indicateur; la circonférence enfin recevrait très-utilement
les affiches, qu'une mesure fort sage vient d'éloigner des
bâtiments publics (1). Ces colonnes seraient édifiées sur les
boulevards, les quais, les places, les marchés, les stations
de fiacres, de cabriolets, d'omnibus, dans le voisinage des
théâtres, des bazars, des salles de vente, etc., et de pré-
férence au droit des bornes-fontaines, l'une des divisions
serait réservée à l'écoulement de l'eau, dont une partie
pourrait même être détournée pour laver les récipients et
opérer la dilution des urines, si on ne préférait les con-

(1) Il est à remarquer que, généralement placées au coin des rues et sur
les bornes, elles n'auraient rien à perdre à cette mutation ; leur conservation et l'entretien des urinoirs pourraient d'ailleurs être confiés à des indigents âgés ou infirmes, qui trouveraient ainsi un moyen légitime d'exciter
la commisération publique.

vertir en engrais, comme on l'a vu plus haut, par leur mélange avec une poudre absorbante.

Nous ne nous dissimulons pas les difficultés que l'on rencontre dans un siècle même de progrès pour changer certaines habitudes; mais, néanmoins, si nous sommes parvenus à mettre en évidence les embarras et les moyens d'en sortir, nous aurons atteint le but que nous nous proposions. Nous comptons assez sur la raison publique pour croire que ceux qui sont les plus intéressés au changement d'un état de choses aussi déplorable seront aussi les premiers à mettre en pratique les moyens d'en atténuer les effets. Deux circonstances militent en faveur de ce système : d'abord la nécessité, devenue absolue, d'affranchir les habitations d'une cause d'insalubrité qui agit si puissamment sur l'hygiène publique; puis l'assurance que les modifications que nous proposons créeront de nouvelles industries sans nuire d'une manière notable à celles qui existent.

Si cependant ces habitudes étaient trop profondément enracinées pour être changées, nous croyons qu'une surveillance pour ainsi dire mutuelle, telle qu'elle a été exercée lors de l'invasion du choléra, par les notables formant les commissions de quartiers, serait pratiquée de nouveau utilement; des membres ou des délégués du conseil de salubrité pourraient accompagner ces commissaires dans les visites annuelles qui seraient faites dans l'intérieur des habitations; ils signaleraient à l'autorité les infractions aux lois si importantes de l'hygiène publique; et l'on ne verrait plus l'indifférence coupable de quelques individus entraver les améliorations sanitaires dont la capitale est l'objet depuis quelque temps.

Quant à la voirie de Montfaucon, si le transport des matières dans la forêt de Bondy était de nouveau jugé impraticable ou trop onéreux (1), nous proposerions, en dernière analyse, d'utiliser les carrières abandonnées qui minent les plaines de Vitry, de Creteil et de Vaugirard, en les transformant en vastes fosses. Elles recevraient les matières fécales et les détritus de toute nature que fournit la capitale, et les convertiraient, bientôt sans manutention aucune, en une sorte de compost ou engrais végéto-animal, mieux approprié aux besoins de la culture que la poudrette pure, et surtout que celle mélangée à des substances inertes qu'on débite si ostensiblement et si impudemment aux environs de Paris. Ces fosses (2) à parois calcaires et à nombreuses fissures absorberaient et laisseraient échapper les eaux vannes sans produire d'émanations sensibles ; rien ne serait dailleurs plus facile que d'en clore les orifices, soit temporairement, soit définitivement, suivant qu'elles seraient plus ou moins pleines, et jusqu'à ce que la conversion en engrais soit opérée. Celle - ci pourrait être accélérée en projetant simultanément avec le produit des vidanges les résidus des fabricants de chaux, de plâtriers, des salpêtriers, de toutes les matières enfin dont l'abandon sur la voie publique est contraire à la salubrité ou un objet d'embarras.

En faisant le procès à la voirie de Montfaucon, nous avons omis à dessein de parler du clos d'écarrissage qui

(1) Les conclusions du rapport fait au nom du conseil de salubrité sont ainsi conçues : « *Montfaucon ne peut plus subsister, et Bondy offre des inconvénients tellement graves, qu'il faudra l'abandonner un jour. Le projet d'établissement d'un chemin de fer pour y conduire les vidanges de tout Paris ne saurait être adopté, et tout démontre la nécessité d'avoir recours à des moyens autres que ceux qui jusqu'ici ont été mis en usage.* »

(2) Ces fosses, en aval de la Seine et éloignées en général des habitations, n'offriraient, sous le rapport des infiltrations, aucun sujet de crainte, surtout si, comme les nouveaux modes de vidanges le permettent, on s'abstenait d'y verser les matières liquides.

semble y être inhérent, non pas que nous doutions de son funeste concours à l'infection et à l'insalubrité des habitations qui l'avoisinent, mais bien parce que nous savons que des améliorations importantes ont été opérées dans cette industrie, et qu'il est vraisemblable qu'elles ne tarderont pas à être mises à profit dans tous les établissements de ce genre; si d'ailleurs le transport des matières fécales dans la forêt de Bondy est trop onéreux, il n'en serait pas de même de celui des animaux qui entretiennent ce charnier hideux et infect; les produits ayant plus de valeur, ce genre d'industrie pourrait, sans être anéanti, supporter les frais d'un plus grand déplacement. Il y a lieu de croire aussi que lorsqu'on aura déplacé ou supprimé la voirie, la réprobation et l'extrême répugnance que soulève le clos d'écarrissage n'étant plus légitimées par le voisinage et la communauté d'infection qui résulte de leur réunion, l'administration, qui doit veiller à ce que les charges soient égales pour tous, autorisera et établira au besoin autour de Paris, des succursales à ce vaste établissement. Cette sage mesure aurait d'ailleurs l'avantage d'opérer une diffusion plus grande des émanations, s'il en existait encore, et éloignant ainsi toute crainte d'insalubrité, permettrait sinon de multiplier indéfiniment ces établissements, de les ranger au moins dans la catégorie de ceux qui comme les abattoirs sont soumis à certaines restrictions, exigées impérieusement par l'hygiène et la morale publique.

BIBLIOTHEQUE ROYALE

www.ingramcontent.com/pod-product-compliance
Lightning Source LLC
LaVergne TN
LVHW012200170726
843503LV00009B/4289